ACADÉMIE DE MÉDECINE

RAPPORT GÉNÉRAL

SUR

LES ÉPIDÉMIES

PENDANT L'ANNÉE 1902

RAPPORT GÉNÉRAL

A M. LE PRÉSIDENT DU CONSEIL, MINISTRE DE L'INTÉRIEUR,

SUR

LES ÉPIDÉMIES

qui ont régné en France pendant l'année 1902,

FAIT AU NOM

DE LA COMMISSION PERMANENTE DES ÉPIDÉMIES DE L'ACADÉMIE DE MÉDECINE

PAR

M. le Dr CHAUFFARD,

RAPPORTEUR

MELUN

IMPRIMERIE ADMINISTRATIVE

—

1903

RAPPORT GÉNÉRAL

A M. LE PRÉSIDENT DU CONSEIL, MINISTRE DE L'INTÉRIEUR,

SUR

LES ÉPIDÉMIES

qui ont régné en France pendant l'année 1902,

FAIT AU NOM

DE LA COMMISSION PERMANENTE DES ÉPIDÉMIES DE L'ACADÉMIE DE MÉDECINE

PAR

M. le Dr CHAUFFARD, *rapporteur*.

MONSIEUR LE MINISTRE,

La Commission permanente des épidémies de l'Académie de médecine a pour devoir de vous présenter, chaque année, un rapport général sur les épidémies qui ont régné pendant l'année précédente. J'ai l'honneur d'avoir à remplir cette mission, et viens vous rendre compte des conditions générales de l'état sanitaire en France et dans nos colonies, pendant l'année 1902.

Ce rapport annuel a un but bien déterminé et doit répondre à plusieurs indications.

Il semble, tout d'abord, que d'après les éléments très multiples dont dispose le rapporteur il doive y avoir là matière à l'établissement d'une sorte de statistique médicale générale de la France. Je ne crois pas cependant que tel doive être le but du rapport qui vous est soumis. J'aurai, comme tous mes prédécesseurs, à indiquer combien sont insuffisants, incomplets et de valeur inégale les documents qui sont transmis à l'Académie. La statistique doit être, par définition, une science exacte ; dès qu'elle perd cette qualité première et fondamentale, elle n'est plus qu'une cause d'erreurs et un véritable trompe-l'œil. J'ajoute que, quand bien même l'Académie disposerait de données suffisantes pour établir cette statistique, son rapporteur serait la plupart du temps impuissant à accomplir à lui seul, et par ses propres forces, une tâche aussi vaste.

Une statistique médicale de la France, telle qu'elle doit être comprise, ne saurait être fragmentée en publications annuelles, rédigées par des auteurs différents, d'après des plans variables chaque année. Chaque grande ville de France, chaque canton doit avoir son dossier individuel où se centralisent chaque année les données administratives et médicales. Des courbes de mortalité et de morbidité doivent inscrire les évolutions rapides ou lentes des maladies épidémiques dans chacun de ces centres d'observation. Il est évident qu'un pareil travail ne peut être mené à bien que par les soins d'un personnel administratif spécial, et ce n'est pas l'Académie de médecine qui peut suffire à une tâche aussi complexe (1).

---

(1) Toutes ces indications sont données sous la forme la plus détaillée et la

Ce qu'il faut lui demander, par l'organe de sa Commission des épidémies, c'est de dépouiller avec soin les nombreux documents qui lui sont transmis ; c'est de chercher à en tirer toutes les déductions qui peuvent être utilisables, soit au point de vue de la connaissance scientifique des maladies épidémiques, soit au point de vue des applications préventives, des mesures prophylactiques qui peuvent en être la conclusion pratique.

D'autre part, il n'est que juste de rappeler que l'administration a, vis-à-vis des médecins des épidémies et de beaucoup de nos confrères, une dette de reconnaissance. Un grand nombre des mémoires envoyés à la Commission des épidémies représente un effort très méritoire de travail et souvent aussi de courage, quand on tient compte des difficultés de toute sorte que trouve, dans l'accomplissement de sa tâche, le médecin hygiéniste. C'est pour cela que, chaque année, à la fin de ce rapport, sont énoncées des propositions de récompenses dont l'Académie a bien des fois déploré le trop petit nombre, et qu'elle ne peut que trouver insuffisantes pour le mérite et pour le zèle de beaucoup de ses correspondants.

---

plus claire dans la statistique sanitaire des villes de France, publiée par le bureau de l'hygiène publique, à la direction de l'assistance et de l'hygiène publiques. Un album graphique dressé par MM. Paul Roux et Henri Reynier donne les courbes de mortalité par maladies épidémiques ou contagieuses dans les villes de plus de 3o. ooo habitants.

Dans un grand nombre de départements sont transmis des tableaux statistiques et des rapports sommaires sur lesquels tranche, pour un arrondissement, un rapport beaucoup plus complet montrant ce qui aurait dû être obtenu pour tout le département. Tels sont, par exemple, les rapports du Dr Hoël (Reims), du Dr Lestocquois (Arras), du Dr Prouff (Morlaix) du Dr Therre (Vichy), du Dr Guérin (Blois), du Dr Alirol (Le Puy).

Pour les départements du Lot, de la Creuse, de la Haute-Saône, du Doubs, de la Savoie, de la Charente-inférieure, du Calvados, du Loiret, du Jura, de l'Eure, de Seine-et-Marne, de l'Isère, des Côtes-du-Nord, de l'Aisne, de la Somme, de Vaucluse, de Seine-et-Oise, des Basses-Pyrénées, il n'a été envoyé que des tableaux et des rapports très sommaires.

Dans une autre série de départements, nous ne trouvons plus de rapports médicaux, et les seules pièces transmises sont des tableaux-statistiques, établis par les préfets, et de valeur tout à fait inégale. Ces tableaux sont parfois, mais trop rarement, dressés avec le plus grand soin, et portent, pour chaque commune, le relevé des maladies épidémiques observées, et des conditions étiologiques auxquelles elles ont paru imputables. A cet égard, le tableau fourni par la préfecture de l'Oise peut être considéré comme un *tableau-type*. Il serait nécessaire d'uniformiser tous ces tableaux-statistiques, de les établir d'après un type commun, déterminé à l'avance, et qui permît de les rendre comparables entre eux. La série de ces tableaux formerait chaque année un document des plus précieux.

Pour 29 départements, ces tableaux-statistiques sont les seuls documents envoyés. Mais pour combien d'entre eux cet envoi est illusoire! Prenons quelques exemples: pour l'Indre-et-Loire, tableau sommaire pour Chinon, aucun document pour Tours ni pour Loches; pour l'Eure-et-Loir, rien de signalé pour les arrondissements de Dreux et de Nogent-le-Rotrou; pour la Sarthe, tableau sommaire pour Le Mans, aucune indication pour les arrondissements de Mamers et de Saint-Calais; pour la Charente, tableau à peu près nul; pour la Dordogne, bon tableau pour l'arrondissement de Nontron, tandis que pour les arrondissements de Périgueux, de Bergerac, de Ribérac. nous ne trouvons que l'invraisemblable mention de *néant*; pour la Haute-Vienne, l'un des tableaux porte *néant*, un autre déplore «depuis trois ans l'absence d'éléments sérieux d'informations», à peine quelques rougeoles et quelques cas de diphtéries sont-ils signalés.

Mais il y a plus fort encore: pour les Pyrénées-Orientales, 34 cas seulement de maladies épidémiques sont signalés dans l'année; dans le Cantal, les 4 tableaux transmis ne contiennent l'indication que de 3 cas en tout.

Heureux départements qui n'ont pas d'histoires médicales, si l'on pouvait prendre au sérieux des indications aussi manifestement fictives.

Pour compléter la revue générale des documents reçus par l'Académie, il convient de mentionner une série de travaux que leur provenance, aussi bien que l'intérêt des sujets qui y sont traités, rend digne d'une attention toute spéciale; ce sont les travaux provenant les uns de nos confrères de l'armée, et les autres des médecins des colonies.

J'ajoute qu'un certain nombre de mémoires, relatifs à l'épidémiologie, nous ont été envoyés par des médecins étrangers. Ils ne touchent qu'accessoirement à l'objet de ce rapport, puisqu'ils n'ont pas été recueillis, ni rédigés en terre française. Ils n'en conservent pas moins leur valeur, et nous apportent le témoignage de la haute estime scientifique dans laquelle notre compagnie est tenue à l'étranger.

L'examen de l'ensemble des documents envoyés à l'Académie
montre que, d'après l'opinion unanime des observateurs, l'année
1902 doit être considérée comme très satisfaisante au point de vue
sanitaire. Dans les régions les plus diverses de la France, cette même
constatation consolante est faite, peu de malades et peu de décès.
Nulle part, au cours de cette année 1902, on ne trouve signalée de
grande explosion épidémique ; des cas isolés seulement, quelques
foyers limités, mais rien qui, au point de vue sanitaire, puisse
être considéré comme la caractéristique morbide de cette année.

Faut-il attribuer cette situation favorable aux conditions clima-
tériques qui ont régné en 1902, année de température moyenne très
douce, plutôt humide, sans grands froids l'hiver, ni températures
excessives pendant l'été? La chose est possible, mais il est néanmoins
légitime d'imputer, au moins en partie, la décroissance observée dans
la mortalité, depuis plusieurs années, à une application plus générale
et plus complète des règles de l'hygiène publique.

En revanche, il est une autre constatation bien inquiétante, que
beaucoup de nos correspondants ont eu le regret de nous signaler :
chaque jour, l'alcoolisme semble faire de nouveaux progrès en France;
grâce au privilège néfaste des bouilleurs de cru, à la tolérance illimitée
pour les débitants de tous genres, populations rurales et urbaines
s'alcoolisent chaque jour davantage. La race comme l'individu sont
compromis dans leur vitalité, dans leur résistance devant les agressions
morbides, et il y a là un danger public sur lequel bien des fois déjà
l'Académie a fait les déclarations les plus formelles. Elle ne peut que
les répéter en toute occasion, jusqu'à ce que les pouvoirs publics aient
compris toute la gravité du péril alcoolique et aient pris enfin les
mesures préventives dont la nécessité s'impose, d'autant que lutter
contre l'alcoolisme, c'est également lutter contre les progrès de la
tuberculose, et, sur ce point, rien n'est plus probant que les documents
qui nous ont été transmis par le Dr Ficatier de Bar-le-Duc.

grande de la courbe thermique, par la constipation, par la fréquence des arthralgies, des orchites, de l'agénésie consécutive persistante ; enfin, et surtout, par ce fait capital que l'agglutination des cultures est négative avec les sérums de typhiques, de sujets sains, ou de sujets atteints d'une autre maladie, alors que le sérum des malades qui ont la fièvre de Méditerranée donne avec les cultures du microbe pathogène une agglutination très nette.

Des rechutes souvent multiples peuvent être observées et par leur succession entraîner une durée très longue de l'état fébrile ; on a vu celui-ci se prolonger jusqu'à six mois et ne cesser souvent que par le changement de milieu ; et cependant. la fièvre de Méditerranée n'est pas une maladie grave, puisque, d'après Bruce et Hughes, la mortalité n'est que de 2 p. 100.

Le Dr Schoull confirme la bénignité de cette infection, nous signale l'inutilité de la médication par la quinine, et pense que la fièvre de Méditerranée peut exister sur un grand nombre de points du littoral méditerranéen. Quand on la connaîtra mieux, il en sera probablement de cette maladie comme de toutes les maladies nouvelles, les cas diagnostiqués deviendront de plus en plus fréquents, et l'histoire de cette curieuse infection se complétera. Le travail du Dr Schoull, en vulgarisant des notions encore trop peu connues, aura rendu un réel service.

Fièvre jaune. — La fièvre jaune a fourni au Dr Rousselot-Benaud (Grand Bassam) l'occasion de nous présenter un mémoire intéressant. La petite épidémie qu'il a observée a comporté dans un territoire très restreint l'apparition de 15 cas dont 13 ont été mortels. Ce foyer infectieux a paru avoir pour origine le voisinage d'un marigot contaminé dans lequel les indigènes venaient souvent pêcher. Dès que ce marigot a été comblé, l'épidémie s'est arrêtée. Le seul point qui manque dans la description du Dr Rousselot-

Benaud, c'est la recherche du moustique spécifique, du genre stego-myia, qui seul semble capable d'inoculer à l'homme la fièvre jaune.

Le Dr Clarac, directeur du service de santé à Madagascar, a observé à Majunga une épidémie de peste qui l'a conduit à des constatations très intéressantes. L'origine de l'épidémie paraît être indienne, importée par les boutres qui établissent des rapports commerciaux très fréquents entre les Indes britanniques et Mada-gascar.

Les indigènes ont été presque exclusivement frappés, puisque, sur 191 cas, 4 seulement se sont produits sur des européens. Au point de vue de la répartition par sexe, 158 hommes ont été atteints, contre 33 femmes seulement, fait assez exceptionnel, car, le plus souvent, les femmes sont prises en plus grand nombre que les hommes.

La mortalité globale a été de 73, 8 p. 100, mais si l'on ne tient compte que des 124 sujets hospitalisés, le pourcentage des décès n'est plus que de 59, 6 p. 100.

L'efficacité du sérum antipesteux a été d'autant plus grande que le sérum était plus frais et de fabrication plus récente. Rien de plus probant, à cet égard, que la statistique suivante donnée par le Dr Clarac:

Sérum datant d'un an et employé par voie sous-cutanée: mortalité 58 p. 100.

Autre sérum datant également d'un an employé à la fois par voie sous-cutanée et en injections intraveineuses: mortalité 31 p. 100.

Sérum frais employé dès son arrivée de Paris, et par injec-tions intraveineuses: mortalité 16, 1 p. 100.

De plus, l'emploi sur une grande échelle de la sérothérapie préventive a fait rapidement baisser le nombre des cas nouveaux.

Les conclusions à tirer de ces faits sont donc des plus nettes:

meurent de cachexie palustre, et il en cite 63 cas. A Batna. le Dʳ Bruncher nous signale une amélioration notable dans la situation sanitaire. La variole, qui avait régné dans cet arrondissement de 1895 à 1902, a disparú. Le typhus exanthématique n'a fait que 3 victimes en 1902, alors qu'en 1901 le nombre des décès avait été de 239.

La diphtérie présente, au contraire, une légère aggravation, 13 cas au lieu de 4 l'année précédente.

Dans le cercle de Boghar. le Dʳ Chambon nous relate une petite épidémie de variole qu'il a pu enrayer par la vaccination. Celle-ci a été pratiquée par scarification et, sur 413 cas, a donné 383 succès.

Deux foyers de coqueluche nous ont été signalés : l'un à Laghouat (Dʳ Duffau) a donné une mortalité élevée par suite de complications broncho-pneumoniques imputables à la saleté des enfants et aux mauvaises conditions hygiéniques dans lesquelles ils sont élevés et soignés ; l'autre à Aïn–Safra (Dʳ Vidal), sur 335 cas, 29 décès, soit une mortalité de 8 p. 100 observée surtout chez les enfants au-dessous d'un an. Le Dʳ Vidal a pu enrayer les progrès de la maladie par des mesures très sages d'hygiène et de désinfection.

Signalons enfin une petite épidémie de méningite cérébro-spinale observée à Bougie par le Dʳ Legrain. Si le nombre des cas n'a été qu'assez restreint (14). la gravité de la maladie a été des plus grandes (13 décès).

COLONIES

Nos médecins coloniaux sont placés, au point de vue de l'étude des maladies épidémiques, dans des conditions très spéciales : ils peuvent étudier sur place des infections exotiques très variées, qui souvent encore sont mal connues; ils ont de plus à lutter contre elles, et tout cela avec des moyens d'études et d'action souvent bien restreints. Leur œuvre médicale n'en est que plus méritoire et les met au premier rang parmi les plus précieux de nos agents de colonisation.

Nous devons à leur zèle plusieurs travaux d'un grand intérêt.

Le Dr Schoull (Tunis) nous signale l'existence en Tunisie d'une maladie infectieuse très spéciale qu'il appelle la *fièvre de Méditerranée* et qui, d'après lui, est identique à la maladie observée d'abord à Malte, 1884 à 1889, par deux médecins militaires anglais, David Bruce et Hughes, qui ont publié sur ce sujet des recherches importantes dans les annales de l'Institut Pasteur en 1893.

D'après Bruce, la fièvre de Malte, le rock-fever de Gibraltar, la fièvre de Méditerranée, ne forment qu'une seule et même maladie imputable à un même microbe : le micrococcus mélitensis, qui a été cultivé, retrouvé chez l'homme pendant la vie dans le sang de la rate (deux fois par Bruce, et une fois par Manoussos d'Athènes), et inoculable au singe, d'après les expériences de Bruce et de Hughes.

D'après le Dr Schoull, la fièvre de Méditerranée est endémique en Tunisie avec des recrudescences épidémiques pendant la saison chaude. Elle ne s'observe que dans la population civile, l'armée restant indemne. La question de race joue aussi un grand rôle dans son étiologie : les arabes ne sont pas atteints, les européens le sont rarement (ce qui explique l'immunité de l'armée) et la maladie s'attaque presque exclusivement aux israélites tunisiens, à cause des conditions d'encombrement et de saleté dans lesquelles ils vivent.

Sans entrer ici dans l'histoire clinique détaillée de cette curieuse maladie, signalons seulement quelques-unes des particularités qui la spécifient et en font une entité morbide autonome.

Par certains côtés, la fièvre de Méditerranée rappelle la fièvre typhoïde, dans ses formes ambulatoires et adynamiques, mais elle s'en distingue par l'absence de taches rosées, par l'irrégularité très

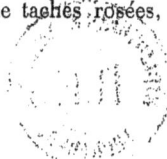

part, doit être tenue au courant de tous les foyers varioliques qui éclatent et qui nécessitent une intervention vaccinale prophylactique immédiate.

Il suffirait, pour cela, de demander aux médecins des épidémies et aux préfets d'envoyer, en partie double, leurs mémoires et relevés aux deux Commissions de l'Académie.

Fièvre typhoïde. — L'année 1902 n'a heureusement été marquée par aucune de ces grandes épidémies typhoïdiques que l'on avait autrefois si souvent à déplorer. On peut dire que la mise en lumière de l'origine hydrique de la fièvre typhoïde a complètement transformé l'épidémiologie de cette maladie. Sans doute, de petits foyers contaminés sont encore signalés, et de nombreux cas sporadiques disséminés un peu partout, mais chaque année amène un nouveau recul de cette infection qui a fait longtemps tant de victimes, et l'on peut entrevoir le moment où, dans le milieu militaire et le milieu civil, l'infection éberthienne deviendra une véritable exception.

L'épidémie la plus importante de 1902 a eu lieu à Auxerre, dans cette ville rendue classique par l'épidémie de 1882 observée par le Dr Dionis des Carrières. Cette année, le Dr Pillot a étudié avec grand soin une épidémie en somme assez importante puisque, de février à août 1902, 336 cas ont été relevés.

L'origine de la maladie a paru imputable à la contamination, qui dure depuis près de vingt ans, des eaux de la plaine de Preuilly.

Cette contamination a pour point de départ la situation superficielle de la nappe d'eau, son manque de filtration, le voisinage de l'Yonne, d'usines insalubres, de sablières, de jardins maraîchers, de fosses de vidange, et, surtout, du ruisseau de Vallan.

Tant que des eaux de sources absolument pures ne seront pas amenées à Auxerre, cette ville restera exposée aux retours offensifs

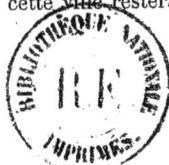

de la maladie qu'elle a si souvent subis. Des travaux nécessaires sont décidés, dit le Dr Pillot, et ils seront bientôt effectués.

L'autre foyer, le plus important, s'est produit à Amiens, avec un total de 105 cas et 36 décès.

D'autres petites épidémies ont été observées, pour lesquelles l'origine hydrique a pu être démontrée. A Trion, par exemple, (Dr Gand) où des puits contaminés ont fait naître la maladie ; ils sont assainis aujourd'hui. A Fougères, où le Dr Provendier a pu également constater la contamination des eaux.

Dans quelques localités éprouvées par la fièvre typhoïde, l'examen bactériologique des eaux n'a au contraire donné qu'un résultat négatif ; à Rosoy-en-Brie, par exemple (Dr Loremy) ; mais là, il a été constaté que les maisons étaient pourvues de fosses d'aisances défectueuses. De plus, dans les cas où l'examen bactériologique des eaux est donné comme négatif, on ne signale pas, la plupart du temps, à quel moment cet examen a été pratiqué, ni dans quelles conditions scientifiques. Ce sont donc là des résultats un peu sujets à caution et qui ne peuvent rien prouver au point de vue de cette question, toujours si discutée, des rapports de l'infection éberthienne avec le bacille typhique et le colibacille.

Depuis les travaux récents du Dr Chantemesse, on a souvent accusé les huîtres cultivées en eaux contaminées de pouvoir donner la fièvre typhoïde, et, notamment, l'an dernier, de nombreux cas de ce genre ont été observés. Beaucoup de ces cas ont évolué à Paris, d'autres dans des agglomérations urbaines différentes. Les huîtres provenant d'Angleterre ou de Bretagne, de Cancale et Saint-Malo en particulier, ont été incriminées. A Dunkerque, le Dr Reumaux a vu se produire une épidémie de ce genre assez grave, puisqu'elle a entraîné 41 cas et 10 décès. Deux familles ont fourni l'une 3 cas, l'autre 2 cas.

On conçoit quelle est, au point de vue de l'hygiène publique, la gravité de faits de ce genre, et combien il est nécessaire de surveiller les parcs à huîtres et d'empêcher la contamination des eaux du littoral. Au large, en effet, l'infection hydrique n'est plus à craindre et l'on sait même que les huîtres contaminées, transportées pendant quelques jours dans ce milieu, y perdent leurs propriétés infectantes.

Parmi les villes de France les plus malfamées, au point de vue de la fièvre typhoïde, le Havre occupe peut-être la première place. On peut espérer, d'après les résultats récents transmis par le Dʳ Frottier, que cette fâcheuse situation va se modifier. La situation sanitaire du Havre, grâce à un service de voirie mieux fait, au balayage des ruisseaux, au large lavage des rues, commence à se transformer. En 1900, 316 décès dans la ville et 152 dans l'arrondissement, alors qu'en 1901 on ne trouve plus que 70 décès pour le Havre et 33 pour l'arrondissement.

Mais, si chaque jour un nouveau progrès est fait dans la prophylaxie typhoïdique, ce n'est qu'au prix d'une surveillance de plus en plus minutieuse et méthodique des prises d'eau destinées à l'alimentation des grandes agglomérations urbaines. A cet égard, on peut citer comme un modèle à peu près parfait de surveillance hygiénique, l'organisation complexe du service de la surveillance locale et médicale des sources captées pour l'alimentation de la ville de Paris, dont MM. les Dʳˢ A. J. Martin et Henry Thierry ont exposé le mécanisme à l'Académie dans de très importants mémoires.

Ce service local a pour but d'obtenir des médecins, exerçant dans les régions d'origine des diverses sources, des déclarations aussi rapides que possible sur tous les cas de maladies transmissibles par les eaux dont ils viennent à avoir connaissance. Il doit avoir pour effet immédiat l'application des mesures prophylactiques reconnues nécessaires pour éviter la contamination des sources, soit que ces mesures soient prises directement par les médecins traitants, avec l'aide de la ville de Paris, soit que, dans certains cas, celle-ci intervienne elle-même pour en favoriser l'exécution.

En ce qui concerne Paris, pour chacune des quatre régions des sources captées, des cartes ont été dressées qui comprennent: le périmètre d'alimentation des sources; les villages, hameaux; les bétoires, mardelles, effondrements, etc...; et l'indication des localités où résident les médecins exerçant dans la région.

De cette manière, il est facile de se rendre compte, lorsqu'un cas de fièvre typhoïde vient à être signalé, des dangers qu'il peut présenter pour les sources voisines, et des ressources dont on dispose pour en assurer la prophylaxie.

Pour voir avec quelle intelligente et minutieuse méthode sont étudiées l'origine et les conséquences d'une petite tache typhoïdique apparaissant dans le périmètre d'origine d'une source captée, il n'y a qu'à lire, dans le compte rendu donné pour 1902 par MM. A. J. Martin et Henry Thierry, l'histoire de la petite épidémie de Cérisiers: 4 cas furent signalés en octobre 1902 par le Dr Edmond Fort, et, immédiatement, fut instituée une série très complète d'enquêtes et d'expériences qui eurent pour conséquence la mise en décharge des sources du Miroir et de Noé.

Pour éviter, avec certitude, toutes chances de contamination typhoïdique, il ne suffit donc pas pour une ville de pratiquer l'adduction d'eaux de sources. Il faut encore que ces sources soient captées, non pas à leur émergence, mais dans la profondeur, qu'elles soient tubées au besoin, et surtout qu'une surveillance médicale constante soit organisée au niveau d'un périmètre de protection entourant leurs origines. L'organisation créée par la ville de Paris, sous la direction de MM. A. J. Martin et Henry Thierry, mérite de servir de type pour les installations de ce genre. Les bénéfices s'en feront certainement bientôt sentir sous forme d'une diminution considérable des cas de fièvre typhoïde et, par suite, d'une économie précieuse de vies humaines.

Diphtérie. — La diphtérie est, comme la fièvre typhoïde, mais pour d'autres raisons, une maladie destinée à diminuer beaucoup de fréquence. L'application de plus en plus large et précoce du sérum antidiphtérique a déjà commencé à produire ses résultats. On ne se contente plus d'appliquer le sérum aux malades déjà atteints, on l'emploie journellement aussi, sous forme d'inoculations préventives, pour tous ceux qui avoisinent les diphtériques, et l'expérience de tous les médecins qui ont mis en œuvre cette méthode en a montré la grande efficacité.

En 1902, la diphtérie a été cependant assez redoutable dans plusieurs grandes villes : à Paris ; à Lyon (119 décès, soit une mortalité de 30,5 p. 100) ; à Beauvais, où le Dr Dévé signale 60 cas.

Elle diminue dans d'autres villes, à Reims, par exemple, d'après le Dr Hoel (45 cas et 16 décès).

De petites épidémies régionales ont été étudiées par le Dr E. Roche dans le canton de Saint-Pierreville, par le Dr Alexis Moreau, dans le canton de Lusignan.

Mais l'épidémie la plus intéressante, au point de vue thérapeutique, est celle qu'a observée à Charolles le Dr G. Gautier. En dix-huit mois, 172 cas sont relevés, et leur mortalité varie du tout au tout suivant les conditions plus ou moins favorables dans lesquelles a pu être institué le traitement sérothérapique : à Charolles, sur 60 cas, pas un décès ; dans les autres localités de l'arrondissement où résident un ou plusieurs médecins, la mortalité est de 18,2 p. 100. Enfin, dans les localités dépourvues de médecins, la mortalité s'élève à 38,2 p 100.

Si l'on voulait donner une preuve de plus des bienfaits de la découverte de Roux, la marche de la mortalité diphtéritique à Montauban (Dr Guiraud) se chargerait de la démonstration. D'après cet auteur, « dans la période 1886-1890, la maladie a causé 14 décès et le coefficient était de 9 pour 10.000 habitants. Dans la période 1891-1895, au milieu de laquelle a commencé à être appliquée la sérothérapie, le chiffre s'abaisse à 2,99, puis, dans la dernière période, où la méthode est entrée définitivement dans la pratique générale, Montauban n'enregistre pas tout à fait 2 décès diphtéritiques par an et la mortalité tombe à 0,6, bien au-dessous de la moyenne urbaine qui reste à 1,4 pour 10.000 habitants. »

Comme moyen de guérison et de prophylaxie, le sérum anti-diphtéritique est donc bien une des conquêtes les plus précieuses de la thérapeutique moderne.

Dysenterie. — La dysenterie, d'après des recherches toute récentes, semble être, suivant ses foyers d'origine, l'expression symp-tômatique de plusieurs infections différentes : amibienne, dans les régions africaines ou tropicales, bacillaire dans nos pays. Mais si la dysenterie européenne doit à l'absence de complications hépatiques une moins grande gravité, on aurait tort, cependant, de la considérer comme une maladie négligeable. Chaque année, dans les régions de l'ouest ou du sud, plusieurs foyers épidémiques sont signalés ; parfois d'une réelle gravité. C'est ainsi qu'en 1902, dans la Gironde, le Dr Petit a relevé à Libourne 175 cas avec 5 décès, et dans l'ensemble du département, 217 cas avec 8 décès.

Dans l'Ardèche, la statistique envoyée par le préfet signale 109 cas avec 26 décès. Enfin, dans une petite épidémie d'Eure-et-Loir, on note 16 cas et 3 décès.

Il est donc important, dans ces foyers de dysenterie épidémique, d'isoler les malades, d'assurer la désinfection des matières fécales et des linges souillés, de contrôler la pureté des eaux.

Rougeole. — La rougeole, à l'inverse des maladies précédentes, est, au contraire, une infection dont il serait prématuré d'espérer la disparition. Sa contagiosité extrême, dès la période d'incubation, et alors que le diagnostic précis ne peut encore être porté, explique la fréquence de ses explosions épidémiques dans toutes les agglomérations de jeunes sujets (écoles, casernes, etc.). Aussi bien, le progrès hygiénique effectué dans ces dernières années porte moins sur la prophylaxie de la maladie elle-même que sur celle de ses complications. Celles-ci sont le fait d'infections secondaires, favorisées par l'encombrement, la misère, la saleté, la contagion directe de malades à malades. Tels sont les facteurs habituels de la broncho-pneumonie, cause la plus fréquente de la mort dans la rougeole.

L'apparition soudaine d'un foyer de rougeole dans une école n'en donne pas moins lieu à l'établissement de mesures protectrices dont la décision est souvent fort délicate : faut-il fermer l'école? Faut-il en retarder l'ouverture à l'approche de la rentrée? A quel moment peut-on au contraire la rouvrir? Voilà tout autant de questions qui, dans la pratique, peuvent être très embarrassantes à résoudre, et que le Dr Courtade a fort bien étudiées, à propos d'une petite épidémie survenue dans la circonscription cantonale d'Outarville.

Dans le canton de Lillebonne, le Dr Ott a observé quelques faits de rougeole intéressants au point de vue symptomatique. Dans une dizaine de cas (adultes ou enfants), une réinfection très nette se produisit : première atteinte de la maladie en mars ou avril, en général bénigne ; en novembre ou décembre, seconde atteinte plus grave et affectant même dans un cas la forme hémorragique. Il semblait que la gravité de l'infection allât croissante avec le nombre des cas, comme si le virus rubéolique avait subi une exaltation progressive par une série de passages à travers l'organisme humain. Au cours de cette épidémie, 10 morts par broncho-pneumonie furent observés.

Parmi les petites épidémies de rougeole relativement assez graves, je citerai celle observée à Faucogney par le Dr Jacquey, 30 cas et 5 décès.

La rougeole est du reste une véritable infection pandémique et elle apparaît à l'état de cas isolés ou de petits foyers locaux dans à peu près toutes les statistiques.

Ce que nous venons de dire de la rougeole s'applique assez exactement à la *coqueluche*. Là aussi, la contagiosité de la maladie, dès ses premiers stades; et alors que le diagnostic certain en est encore impossible. ne permet guère d'espérer la disparition du mal; aussi toutes les statistiques montrent chaque année la coqueluche apparaissant dans les écoles, dans les familles, à l'état de petites épidémies ou de cas sporadiques. Aucun des documents reçus pour 1902 ne nous apporte de données nouvelles, ni ne nous signale d'épidémies d'une particulière importance. Comme pour la rougeole, la prophylaxie doit surtout viser les infections secondaires causes de mortalité immédiate par la broncho-pneumonie, et trop souvent de mortalité plus ou moins prochaine par la tuberculose pulmonaire.

Scarlatine. — La scarlatine nous a surtout été signalée à l'état de cas disséminés ou de foyers épidémiques relativement assez restreints. Une des épidémies les plus notables est celle que le Dʳ Dévé a observée à Beauvais; il signale 75 cas, et estime que le nombre réel des malades a dû être au moins triple. Le grand danger. en matière de scarlatine, est de laisser passer inaperçus les cas frustes : trop souvent le médecin n'est pas appelé, ou n'intervient que lorsqu'une complication tardive. telle que la néphrite, est venue déceler la nature réelle de la maladie. C'est. sur ces cas frustes, purement angineux ou accompagnés d'une éruption très éphémère, que les médecins, dans les foyers épidémiques. ne sauraient trop appeler l'attention des instituteurs et des familles.

Oreillons. — Les oreillons ont fait l'objet d'études longtemps poursuivies par le Dʳ Fabre de Commentry, qui, depuis 1875, a observé et décrit toute une série de petites épidémies, qui lui ont

permis d'apporter à la connaissance des symptômes et de la prophylaxie de cette petite maladie une très intéressante contribution.

On aurait tort, du reste, de considérer comme négligeable
l'infection ourlienne, et nos confrères de l'armée le savent bien,
habitués qu'ils sont à en observer, chez les jeunes soldats, les fréquentes complications. Le Dr Joly a étudié, à Bar-le-Duc, sur les
soldats du 94e régiment d'infanterie, une épidémie d'oreillons, parti-
culièrement instructive par les localisations oculaires assez rares et
souvent méconnues, dont il a donné une description très complète.

Le Dr Joly insiste au point de vue de la propagation de la
maladie, sur le rôle contaminant de la salivation initiale et de l'expectoration qui en est la conséquence. De cette expectoration, dit-il, on
trouve souvent la trace près de la tête du lit où couche le malade
qui vient d'être atteint, et c'est par ce mécanisme que se propagent
les petites épidémies de chambrées.

Sur les 37 cas d'oreillons que le Dr Joly a étudiés au point de
vue des complications oculaires, 7 fois, soit 18,91 p. 100, la localisation
infectieuse se faisait sur les voies lacrymales, tantôt sous forme de
simple état congestif, tantôt par une dacryo-adénite aiguë. Plus
importantes et plus graves sont les manifestations infectieuses qui
atteignent les parties profondes de l'œil, nerfs optiques et rétine.
Ces manifestations sont, en général, initiales, et doivent être re-
cherchées dès le début de la maladie, en se guidant à la fois sur les
troubles fonctionnels visuels et sur les lésions ophtalmoscopiques du
fond de l'œil. La fréquence de cette complication est beaucoup plus
grande qu'on ne pourrait le croire, puisque, sur 37 malades, 13 fois
elle a été relevée, soit 35 p. 100.

Dans 9 cas, soit 24,25 p. 100, des lésions du fond de l'œil
ont été constatées, et l'inflammation du nerf optique peut être,
comme dans un des cas signalés, assez rapide et assez intense pour
entraîner une atrophie papillaire dès la troisième semaine. On voit

quelle peut être la gravité de cette détermination oculaire de l'infection ourlienne ; le Dr Joly a fait œuvre doublement utile, au point de vue de la nosologie et également de l'intérêt de ses malades, en lui consacrant cette étude très complète.

Typhus. — Le typhus exanthématique est une infection qui, heureusement, reste dans nos pays à l'état d'exception et n'a donné lieu, en 1992, à aucun foyer épidémique. Un seul cas a été signalé à Rosendael par le Dr Flouquet chez un jeune homme de 18 ans, qui a succombé dès le deuxième jour de la maladie.

Infection puerpérale. — L'infection puerpérale qui faisait autrefois tant de victimes ne nous est plus signalée maintenant qu'à l'état de cas isolés. Depuis les mémorables travaux de Tarnier, nous connaissons les origines extrinsèques et par cela même évitables de la maladie. L'infection des femmes en couche vient du dehors, apportée, ou tout au moins non prévenue par le médecin ou la sage-femme. Elle ne constitue donc pas à proprement parler une maladie épidémique, pas plus que ne le font les diverses complications septiques des opérés. L'asepsie obstétricale rend chaque jour plus rares ces cas malheureux.

Avant de quitter la France, signalons quelques travaux importants sur les épizooties, qui nous ont été transmis par plusieurs vétérinaires.

M. Duprez nous a envoyé un rapport très complet sur les opérations, en 1902, du service vétérinaire sanitaire de Paris et du département de la Seine. On peut juger, à la lecture de ce rapport, de l'importance de ce service, au point de vue de la surveillance des abattoirs, des marchés, des animaux importés, etc..

M. Andrieu nous signale dans l'Oise les terribles méfaits de la fièvre aphteuse. Le nombre est énorme des fermes infectées : 902 dans l'Oise, 1.147 dans le Nord, 2.659 dans la Seine-Inférieure, 1.245 dans l'Eure; en 1902, 1.166 animaux sont morts de fièvre aphteuse, représentant une valeur de 111.381 francs. Pour enrayer les progrès d'une maladie aussi désastreuse, il faudrait établir la responsabilité directe des marchands de bestiaux, peu scrupuleux souvent, et qui vendent aux cultivateurs des animaux qu'ils savent infectés. Or, cette responsabilité n'est souvent que fictive, et, par une indulgence vraiment coupable, les tribunaux refusent, dans bien des cas, de poursuivre les vendeurs.

Dans ce même travail, M. Andrieu nous donne la statistique des chiens abattus pour cause de rage : 8 chiens enragés et 50 suspects.

La fièvre aphteuse des bovidés est-elle transmissible à l'homme ? c'est là une question qui a été souvent discutée et tranchée dans les deux sens. Le Dr Dumas, M. Roinard, vétérinaire à Neuville-Ferrières, M. Massenat, vétérinaire dans le canton de Saint-Romain, croient à la possibilité de la transmission à l'homme de la fièvre aphteuse par l'absorption de lait provenant de vaches infectées. C'est à la même conclusion qu'arrive M. Veyssière dans un rapport consacré à l'étude de cette question et présenté au conseil central d'hygiène publique de la Seine-inférieure. Entre autres faits confirmatifs, il en cite trois observés à Toulouse par le Profr Labat et deux observés dans la même ville par le Profr André.

ALGÉRIE

L'impression d'ensemble qui se dégage des rapports provenant des départements algériens est satisfaisante. Les deux grandes maladies qui, jadis, entraient pour une si large part dans la morbidité et la mortalité de l'Algérie, la fièvre typhoïde et le paludisme, sont en diminution continue.

Les médecins des épidémies s'accordent à signaler, avec une particulière insistance, l'insuffisance des ressources en sels de quinine dont ils disposent. Le traitement des indigènes atteints d'infection paludéenne ne peut être sérieusement conduit que si la quinine leur est largement distribuée. Avec ce que nous savons de la transmission par les moustiques de l'infection malarienne, la prophylaxie de celle-ci a pour double base la lutte contre les moustiques et la suppression des paludéens par l'intermédiaire desquels le moustique lui-même s'infecte et devient l'agent vecteur de l'hématozoaire de Laveran. La quinine est la meilleure des armes dans la croisade antipaludéenne. Il faut que nos médecins algériens puissent la prodiguer sans compter.

Parmi les causes qui favorisent chez les indigènes le développement des diverses épidémies, il faut signaler aussi les migrations fréquentes des nomades et le rôle favorisant de la saleté dans laquelle sont trop souvent laissés les enfants. L'éducation hygiénique des arabes est tout entière à faire, et l'on ne saurait trop louer l'initiative prise par le Dr Piquet qui, dans le département de Constantine, a fait aux élèves indigènes de l'école arabe française de Sidi-Dgellis, une série de conférences d'hygiène et de prophylaxie infectieuse. Il serait très à désirer que cet exemple fût suivi, et, en le faisant dans tous les centres d'éducation indigènes, nos confrères algériens rendraient à notre colonie un nouveau et signalé service.

Dans le département d'Alger, le Dr Moreau ne nous signale, comme épidémie notable, que la fréquence, la longue durée et la gravité de la rougeole. Dans beaucoup de communes, malheureusement, les rapports semblent bien incomplets, puisque 114 sur 129 communes ne signalent aucun cas de maladies épidémiques.

Dans le département d'Oran, le Dr Carrus (Sétif) insiste sur l'insuffisance des approvisionnements en quinine; les indigènes documents médicaux nous signalent des foyers varioliques en activité.

A Reims (Dr Hoel) l'épidémie commencée en novembre 1901 continue : 154 cas sont signalés avec 24 décès.

A Roubaix (Dr A. Faidherbe), d'octobre 1902 à mars 1903, on compte 207 cas dont 156 guérisons et 51 décès. Un plan pointé de la ville permet de suivre la marche de cette épidémie qui semble avoir pris son origine dans l'Aisne d'abord, puis dans Lille. Toute cette région du Nord semble du reste infectée par la variole, et l'on nous signale 52 cas à Dunkerque, dont 48 dans la ville, de nombreux cas à Valenciennes et à Cambrai, et le chiffre énorme de 2.696 cas dans l'arrondissement de Lille, dont 792 décès. L'origine de ce vaste foyer variolique paraît double : importation par la frontière belge, d'une part, et par les communications maritimes avec l'Angleterre, d'autre part. C'est ainsi que le premier cas observé à Dunkerque avait trait à un marin venant de Londres. On sait quelle est l'activité de la campagne menée en Angleterre par les anti-vaccinateurs. Grâce à eux, Londres est devenu un foyer permanent de variole, et il y a là, pour nos villes maritimes, un risque de contamination sur lequel on ne saurait trop insister.

Dans l'Aisne, le Dr Blanquinque nous dénonce une épidémie importante à Saint-Quentin, 423 cas avec 55 décès, soit 13 p. 100 de mortalité. A Chauny, 19 cas, avec 7 décès, soit 37 p. 100 de mortalité. A Amiens, 197 cas et 21 décès, sans parler des autres cas disséminés dans le département de la Somme.

Dans la Haute-Marne, une petite épidémie, signalée dans l'arrondissement de Chaumont, est intéressante par son origine : le cas initial provient d'un chemineau d'origine inconnue qui tombe malade de la variole, propage autour de lui la maladie. Un décès est la conséquence de cette petite tache circonscrite.

A Beauvais, le Dr Dévé relève 32 cas.

Dans la Meuse, à Ligny, existe un petit foyer épidémique qui, de novembre 1901 à janvier 1902, a compté 11 cas, et dont l'activité n'est pas encore éteinte. Relevons en passant ce fait très fâcheux que le premier cas, observé le 10 novembre, n'a été déclaré à la préfecture que beaucoup trop tardivement, le 20 décembre.

En Bretagne, petit foyer épidémique à Quimperlé (D^r Le Moaligou)

Dans le sud de la France, plusieurs foyers assez importants nous sont dénoncés : 10 cas dans le Tarn.

Dans les Alpes-Maritimes (Dr Balestre), 1.474 cas, dont 1.378 à Nice.

Dans le Var (Dr Guiol), une petite épidémie éteinte depuis dix mois s'est rallumée de nouveau à Toulon et à La Seyne.

A Arles le Dr Rey, à Frontignan le Dr Bordone, à Aniane le Dr Rouveyrolis, ont observé d'assez nombreux cas de variole et ont pratiqué en grand les vaccinations.

Enfin, dans le département de la Seine, le D^r Le Roy des Barres a présenté au conseil d'hygiène et de salubrité un rapport d'ensemble sur la variole en 1900, 1901 et 1902.

On ne peut que déplorer l'existence de ces foyers varioliques, encore beaucoup trop nombreux en France, et espérer que les lois nouvelles sur la vaccination et la revaccination, sur la protection de la santé publique, arriveront à faire disparaître une maladie dont la survivance est sans excuse.

Il me semble, de plus, qu'il y aurait avantage à ce que tous les documents et tableaux relatifs à la variole soient envoyés simulta-nément, et dans le plus bref délai possible, à la fois à la Commission des épidémies et à la Commission de la vaccine. Ces deux questions de la vaccine et de la variole ne doivent pas être séparées ; elles se complètent l'une l'autre, et, si la Commission des épidémies ne peut pas se désintéresser de la variole, la Commission de la vaccine, d'autre

Passons maintenant à l'examen des documents que nous avons à analyser :

Pour la ville de Lyon, le Dʳ Pic nous apporte des indications très intéressantes. La courbe de mortalité, légèrement abaissée en 1901, a repris la marche ascensionnelle constatée depuis 1898 dans le Rhône.

Deux maladies semblent surtout, par leur aggravation, déterminer cette augmentation globale du taux des décès. En 1902, la tuberculose a fait 1.709 victimes au lieu de 1.590 en 1901. Le taux de mortalité par tuberculose pulmonaire dépasse 400 par 100.000, c'est-à-dire qu'elle égale le taux observé à Paris, et atteint presque le double du même taux pour l'Allemagne. Ce chiffre de décès suppose, pour Lyon, d'après le Dʳ Pic, un nombre total de tuberculeux d'environ 12.000.

La diphtérie a entraîné 119 décès et son chiffre de mortalité est presque triplé en l'espace de trois ans. Le pourcentage des morts est de 30 1/2 p. 100 au lieu de 20 p. 100 en 1901. Cette aggravation de la diphtérie, comme nombre des cas et comme mortalité, est malheureusement signalée depuis quelques années dans plusieurs de nos grandes villes, et à Paris en particulier le fait a été maintes fois relevé. En revanche, à Lyon, la coqueluche et la scarlatine sont en décroissance, la variole a presque disparu, la courbe de la fièvre typhoïde reste stationnaire.

Pour la Gironde, et pour la ville de Bordeaux en particulier, le rapport du Dʳ Vergely nous montre le caractère très satisfaisant de l'année 1902. De même, à Avignon, le Dʳ Larché conclut d'une série de rapports d'hygiène, de statistiques, de démographie, que la vie moyenne est en augmentation continue dans cette ville.

A Reims, le Dʳ Hoël relève, en 1902, une mortalité totale de 21,07 par 1.000. C'est, dit-il, la mortalité la plus faible observée depuis plus d'un siècle.

Un des mémoires les plus intéressants et les plus instructifs qui nous aient été envoyés, est celui que le Dr J. B. Pitance a consacré à l'étude des maladies épidémiques dans le département de la Creuse. Par sa situation géographique, par le caractère ethnique très spécial de la population, aussi bien que par les mœurs de celle-ci, ce département forme une région très nettement individualisée. Ces habitants partagent leur vie entre une émigration périodique qui, pendant la belle saison, les amène à Paris ou dans les grandes villes pour les travaux de l'industrie du bâtiment, et le séjour rural pendant les mois de la mauvaise saison. Chaque année, au mois de mars, 40.000 maçons, plâtriers, etc... partent pour les villes, souvent avec leur femme, pour ne revenir dans la Creuse qu'en décembre. Sous l'influence du dépaysement, des conditions nouvelles et moins favorables de milieu, du surmenage, des excès aussi que facilite le séjour dans les grandes villes, ces émigrants, robustes cependant, deviennent une proie facile pour les maladies épidémiques, etc., en particulier, pour la fièvre typhoïde et pour la tuberculose. De retour dans leur pays, ils importent ces germes morbides, et ceux-ci se propagent d'autant plus facilement que ces populations sont chez elles mal nourries, vivent souvent dans des conditions fâcheuses de saleté, d'encombrement, dans des logements étroits où s'accumule un trop grand nombre d'enfants; ainsi s'explique la fréquence des épidémies dans une population cependant disséminée et peu dense. Le département de la Creuse devient, par l'ensemble de ces conditions très bien exposées par le Dr Pitance, un terrain de choix pour la tuberculose, la fièvre typhoïde, la variole, la syphilis.

Variole. — La variole, disait Lorain, est « la seule maladie honteuse pour l'humanité, parce qu'elle est celle qu'on peut le mieux éviter ». Malgré les progrès de la vaccination, nous sommes bien loin d'être arrivés à la suppression de cette maladie, et de toutes parts les

Il faut n'employer que du sérum frais, et, pour cela, le fabriquer sur place à Madagascar ; l'injection intraveineuse est la méthode de choix : la sérothérapie préventive doit être instituée dès l'apparition des premiers cas, de façon à circonscrire le foyer épidémique.

Le Dr Tardif nous a envoyé un mémoire très bien fait sur l'établissement d'un sanatorium en Annam. Attaché à la mission du Lang-Bian, le Dr Tardif a étudié sur place les conditions d'installation de ce sanatorium, et propose de l'établir à Dalat, à une altitude de 1.500 mètres. Son mémoire contient, en outre, une étude intéressante sur l'hygiène et la médecine des Annamites.

Le Dr Raynaud nous a adressé un travail détaillé sur l'hygiène et la médecine au Maroc, dont il est difficile de donner ici une analyse et qui, du reste, a déjà été récompensé par l'Académie, qui lui a accordé une mention honorable pour le prix Monbinne, en 1901.

Enfin, trois mémoires nous ont été adressés, qui ne rentrent pas dans l'objet de ce rapport, puisqu'ils sont envoyés par des médecins étrangers, et sont basés sur des faits observés également à l'étranger. Nous tenons cependant à les citer, ne fût-ce qu'en témoignage de gratitude de la part de l'Académie et d'estime pour le mérite de leurs auteurs.

Le Dr Joaquin Canabal a consacré une monographie très complète à l'épidémiologie de l'Uruguay

Le Dr Nicolas G. Macridès nous a adressé une contribution à l'étude de la scarlatine et de l'éruption scarlatineuse.

Du Dr J. P. Cardamatis nous avons reçu un mémoire relatif à la fièvre bilieuse hémoglobinurique observée en Grèce, et dans lequel cet auteur, contrairement à l'opinion souvent admise, ne considère le paludisme que comme une cause indirecte de la maladie.

Conclusions de la Commission

Arrivé au terme de ce rapport, au nom de la Commission, il me reste à exprimer les remerciements de l'Académie à tous ceux de nos confrères dont le zèle dévoué nous a adressé toute la série des travaux dont je viens de donner une trop courte analyse.

Ce zèle est d'autant plus méritoire qu'il est plus désintéressé et n'est soutenu que par le sentiment du devoir et la recherche du bien public, car les récompenses dont dispose l'Académie sont vraiment d'une parcimonie dérisoire. De plus en plus la société demande beaucoup au médecin et fait cependant bien peu pour lui. Il est à désirer qu'elle acquitte sa dette de reconnaissance sous une forme plus effective et moins restreinte.

D'autre part, nous avons vu, au début de ce rapport, à quelles difficultés de tous genres se heurte le médecin des épidémies consciencieux et désireux de faire tout son devoir: déclaration rarement faite pour les maladies épidémiques; mauvais vouloir fréquent des municipalités; manque de la part des préfets d'une intervention active, d'une surveillance efficace.

Il est grandement à désirer que la nouvelle loi sur la protection de la santé publique, entrée en vigueur le 15 février 1903, vienne mettre un terme à ces fâcheux errements qui, depuis nombre d'années, provoquent les plaintes de tous les rapporteurs de la Commission des épidémies.

Par cette nouvelle loi, médecins et préfets seront mieux armés et pourront faire faire aux progrès de l'hygiène publique un pas décisif. Mais à une condition, c'est que la loi sera rigoureusement observée et appliquée. Il n'est plus admissible que les préfets continuent à envoyer des statistiques incomplètes ou négatives, qu'ils acceptent, sans un mot d'observation, des rapports insuffisants ou même une absence de rapport.

Leurs tableaux-statistiques devraient être d'un modèle uniforme et déterminé, les rapports des médecins des épidémies transmis dans le plus bref délai à l'Académie, au lieu de les laisser, comme il arrive trop souvent, séjourner pendant un temps plus ou moins long dans les bureaux des préfectures ou du ministère de l'Intérieur.

Les documents et tableaux relatifs à la variole devraient être envoyés en partie double aux deux Commissions des épidémies et de la vaccine.

Il est très regrettable que pour Paris et le département de la Seine, l'Académie ne reçoive ni documents, ni tableaux statistiques, ni rapports médicaux. Plusieurs fois déjà, la Commission des épidémies a protesté contre cette pratique qu'elle juge tout à fait déplorable, au point de vue de l'appréciation générale des conditions sanitaires du pays. Elle ne peut que formuler de nouveau le vœu que cet état de choses soit modifié.

Enfin, comme on l'a déjà souvent demandé, il ne serait que juste d'accorder aux médecins des épidémies, pour les enquêtes qu'ils sont chargés de faire, une indemnité de déplacement semblable à celle qui est attribuée aux médecins légistes; d'adopter également pour les rapports qu'ils fournissent une taxe analogue à celle qui est attribuée pour les rapports médico-légaux.

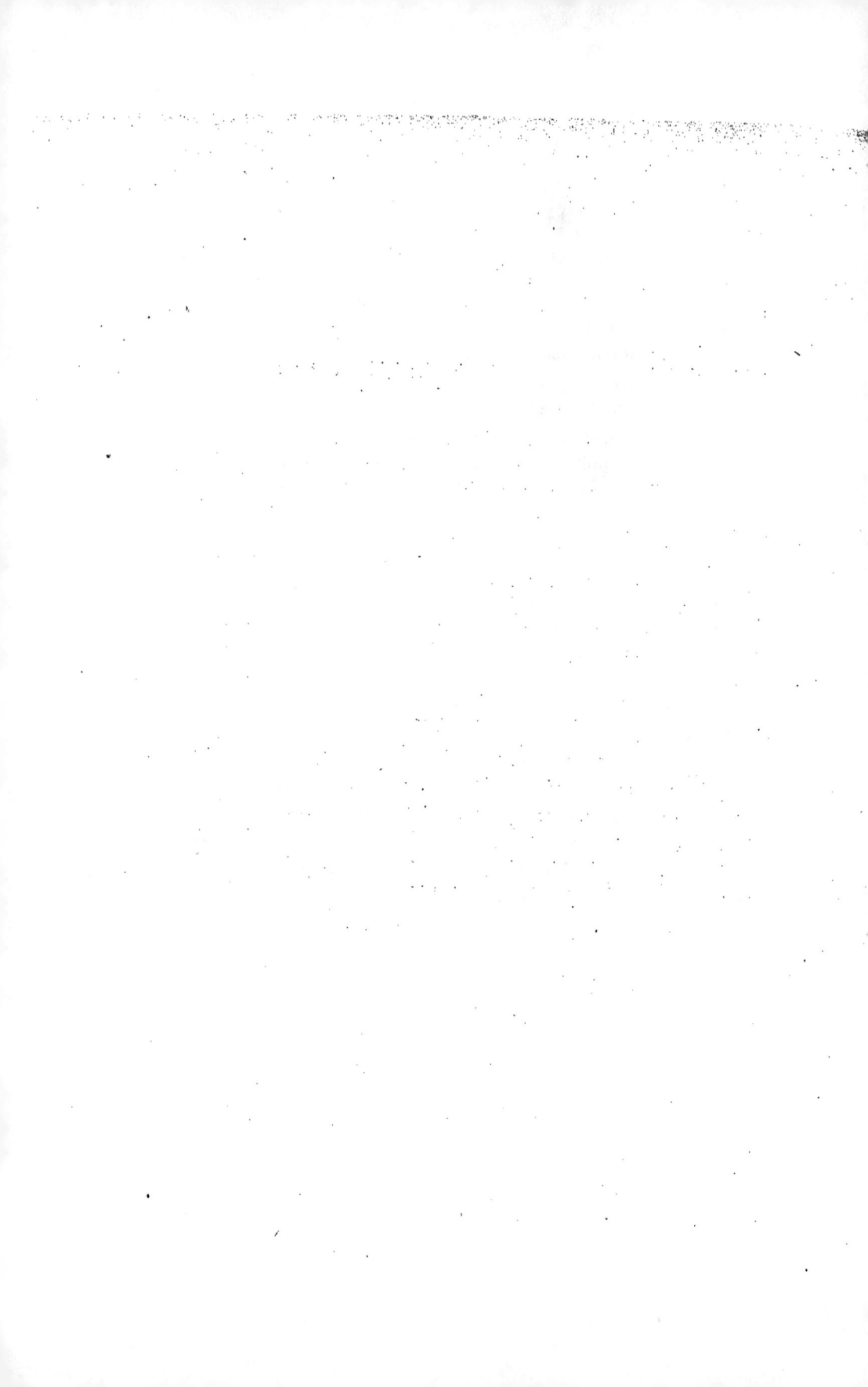

PROPOSITIONS DE RÉCOMPENSES [1]

Rappels de médailles d'or.

M. le Dr CHABENAT, à La Châtre : *Rapport sur les épidémies de l'arrondissement de La Châtre pendant l'année 1902.*

M. le Dr HÉBERT, à Audierne : *Prophylaxie des maladies contagieuses dans le canton de Pont-Croix (Finistère).*

Médailles de vermeil.

M. le Dr COURTADE, à Outarville : *Affections épidémiques observées en 1901 et 1902 dans la circonscription cantonale d'Outarville (Loiret).*

M. le Dr FICATIER, à Bar-le-Duc : *Rapport sur les épidémies de l'arrondissement de Bar-le-Duc pendant l'année 1902.*

M. le Dr MARTIN (A.-J.) et THIERRY (Henry), de Paris : *Comptes rendus du service de la surveillance locale et médicale des sources captées pour l'alimentation de la ville de Paris en 1901 et 1902.*

---

[1] Ces récompenses ont été accordées, conformément aux propositions de l'Académie de médecine, par un arrêté du président du Conseil, ministre de l'intérieur et des cultes, du 7 décembre 1903, publié au *Journal officiel* du 16 janvier 1904.

Rappels de médailles de vermeil.

M. le Dr André, à Toulouse: *Rapport sur les épidémies de l'arrondissement de Toulouse pendant l'année* 1902.

M. le Dr Vergely, à Bordeaux : *Rapport sur les épidémies du département de la Gironde pendant l'année* 1902.

Médailles d'argent.

M. le Dr Cassedebat, médecin-major de 1re classe au 23e régiment d'artillerie, à Toulouse : *Rapport sur les maladies épidémiques observées au 23e régiment d'artillerie pendant l'année* 1902.

M. le Dr Clarac, médecin principal de 1re classe des troupes coloniales, directeur du service de santé, à Madagascar : *Rapport sur une épidémie de peste à Majunga en* 1902.

M. le Dr Fabre, à Commentry : *Série de rapports sur des épidémies d'oreillons observées à Commentry* en 1875, 1881, 1887, 1892, 1899 *et* 1900.

M. le Dr Joly, médecin-major de 1re classe au 94e régiment d'infanterie, à Bar-le-Duc : *Rapport sur une épidémie d'oreillons observée en* 1902 *au 94e régiment d'infanterie.*

M. le Dr Pic, à Lyon : *Rapport sur les épidémies du département du Rhône pendant l'année* 1902.

M. le Dr Piquet, à Constantine : *Rapport sur les épidémies du département de Constantine pendant l'année* 1902.

M. le Dʳ Pitance, à Saint-Moreil: *Étude sur les maladies épidémiques dans le département de la Creuse.*

M. le Dʳ Provendier, médecin-major de 2ᵉ classe à la direction du service de santé du 10ᵉ corps d'armée, à Rennes: *Rapport sur la fièvre typhoïde dans la 10ᵉ région de corps d'armée.*

Rappels de médailles d'argent.

M. le Dʳ Desgranges, à Marchenoir: *Étude sur les maladies épidémiques et contagieuses dans le canton de Marchenoir pendant l'année 1902.*

M. le Dʳ Frottier, au Havre: *Rapport sur les épidémies de l'arrondissement du Havre pendant l'année 1902.*

M. le Dʳ Hoël, à Reims: *Rapport sur les maladies épidémiques observées à Reims pendant l'année 1902.*

M. le Dʳ Raynaud, directeur de la Santé, à Alger: *Étude sur l'hygiène et la médecine au Maroc.*

M. le Dʳ Reumaux, à Dunkerque: *Rapport sur les épidémies de l'arrondissement de Dunkerque pendant l'année 1902.*

M. le Dʳ Schoull (E.) à Tunis: *De la fièvre de Méditerranée.*

Médailles de bronze.

M. le Dʳ Decouvelaere, à Hazebrouck: *Rapport sur les épidémies de l'arrondissement d'Hazebrouck pendant l'année 1902.*

M. le Dʳ Dévé, à Beauvais: *Rapport sur les épidémies observées à Beauvais pendant l'année* 1902.

M. le Dʳ Guiraud, à Montauban: *Situation démographique et sanitaire de la ville de Montauban depuis* 1800.

M. le Dʳ Moreau (Alexis), à Lusignan: *La diphtérie dans le canton de Lusignan de* 1891 *à* 1902.

M. le Dʳ Moreau (René), à Sens: *Rapport sur les épidémies de l'arrondissement de Sens pendant l'année* 1902.

M. le Dʳ Pillot, à Auxerre: *Auxerre et son état sanitaire. Épidémie typhoïde de* 1902.

M. le Dʳ Rey (Félix), à Arles: *Rapport sur une épidémie de variole observée à Arles en* 1902.

M. le Dʳ Rousselot-Benaud, médecin-major des troupes coloniales: *Une épidémie de fièvre jaune à Grand-Bassam en* 1902.

M. Andrieu, vétérinaire à Beauvais: *Rapport général sur le service vétérinaire sanitaire dans le département de l'Oise en* 1901.

M. Duprez, vétérinaire à Paris: *Rapport sur les opérations du service vétérinaire sanitaire de Paris et du département de la Seine en* 1902.

Rappels de médailles de bronze.

M. le Dʳ Gauthier, à Charolles: *Rapport sur une épidémie de diphtérie observée à Charolles en* 1901-1902.

M. le D^r OTT, à Lillebonne: *Rapport sur une épidémie de rougeole dans le canton de Lillebonne (Seine-Inférieure)*.

M. le Dr SAINT-MARTIN, médecin-major de 2e classe au 150e régiment d'infanterie, à Verdun: *Les maladies épidémiques de la garnison de Verdun en 1902*.

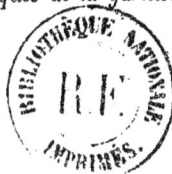

MELUN, IMPRIMERIE ADMINISTRATIVE. — M 2142 T